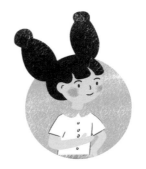

1型糖尿病原创科普绘本
——糖圈必修第2课——

你可不可以走开？

翁建平　主编

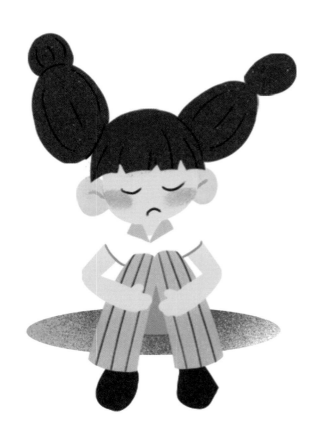

中国科学技术大学出版社

图书在版编目（CIP）数据

你可不可以走开？/翁建平主编. —合肥：中国科学技术大学出版社，2020.11
（1型糖尿病原创科普绘本）
ISBN 978-7-312-05080-8

Ⅰ.你…　Ⅱ.翁…　Ⅲ.糖尿病—诊疗—普及读物　Ⅳ.R587.1-49

中国版本图书馆CIP数据核字（2020）第 212104号

你可不可以走开？
NI KE BU KEYI ZOUKAI?

出版　中国科学技术大学出版社
　　　安徽省合肥市金寨路 96 号，230026
　　　http://press.ustc.edu.cn
　　　https://zgkxjsdxcbs.tmall.com
印刷　鹤山雅图仕印刷有限公司
发行　中国科学技术大学出版社
经销　全国新华书店
开本　787 mm×1092 mm　1/12
印张　3
字数　38 千
版次　2020 年 11 月第 1 版
印次　2020 年 11 月第 1 次印刷
定价　45.00 元

糖圈必修第2课：

介绍糖尿病高血糖、低血糖的突发情况以及发生上述情况时该如何处理。本书也可以让孩子参与血糖突发情况的学习，做到早预防、早处理。

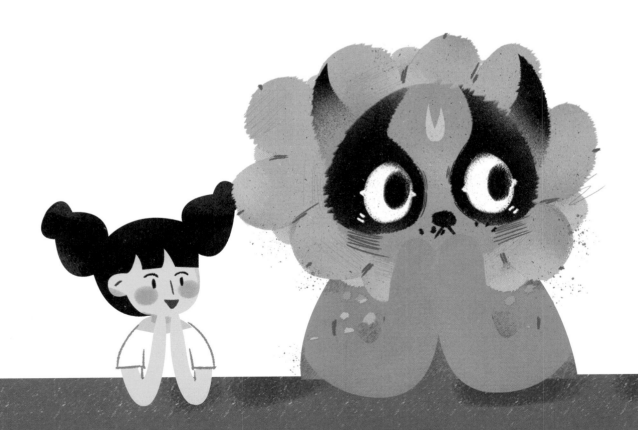

序 一

　　科普是提高国民科学素养的重要手段。科普做好了，科技创新才能有稳固坚实的基础。科普工作是科学家的责任和义务，它体现科学家的水平，更体现科学家的情怀。

　　医学科普更是至关重要。保障人类健康，仅靠医护人员是远远不够的，必须让人们自己行动起来，同落后、不卫生的生活习惯做斗争。而要这样做，需要普及医学知识。一部好的科普作品可使千百万人受益。

　　糖尿病是一种以高血糖为主要特征的全身慢性代谢疾病，如果血糖控制不好，会发生视网膜病变、肾脏病变、心脏病和神经病变等各种严重的并发症。1型糖尿病与2型糖尿病不同，它往往在孩提时就开始发病，孩子一旦确诊，父母及其他亲人难免会备受精神打击，一时间无所适从、伤心绝望。年龄稍大的孩子也容易产生心理障碍，他们需要每天测血糖和注射胰岛素，不能和其他孩子一样畅享甜食，生活中要处处小心应对，这容易让他们幼小的心灵蒙上阴影，过早失去童年的欢乐。

　　迄今为止，糖尿病尚不能根治，但所幸可以控制。在医务人员的指导下，只要父母重视、孩子配合、方法得当，血糖是可以控制的，可以将其对生活的消极影响降到最低。当然，这就需要父母及儿童本人尽量多掌握一些糖尿病的知识，要学会如何测血糖、如何注射胰岛素、如何控制饮食以及如何加强体育锻炼，并高度重视预防发生严重的低血糖和高血糖。

本套书聚焦1型糖尿病，通过绘本的形式，把糖尿病塑造成儿童容易接受的卡通形象，让小朋友们在阅读中消除心理障碍，了解1型糖尿病，并积极主动地控制血糖。这套书是科学家"大朋友"秉承人文情怀和医者仁心送给1型"小糖友"的礼物，但愿能帮助他们赶走恐惧、快乐生活，从容拥抱这个美好的世界！

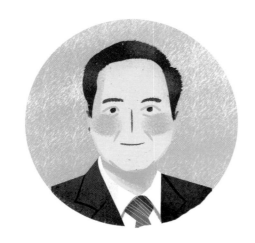

韩启德

中国科学技术协会名誉主席

中国科学院院士

序   二

　　儿童是祖国的花朵，青少年是我们的未来；再美妙的音乐和再动听的语言，也比不上他们的欢声笑语。

　　有一天，当儿童、青少年需要您关心、关注，尤其他们生病时，您需要给他们的，也应是爱心，是知识，是科学。

　　但，面对一些复杂的疾病，您——他们的家人，也许只有无奈……

　　糖尿病，尤其是1型糖尿病，儿童与青少年患者较多。遗憾的是，当今的医疗技术还不能根治糖尿病。但是，我们的医生、我们的医疗技术可以控制它，可以让孩子们与它"和平共处"，而且孩子们几乎可以与正常人一样生活。

　　您知道特蕾莎·玛丽·梅（*Theresa Mary May*）吗？对了，她曾是英国首相。您也许不知道，她就是一个1型糖尿病患者。

　　如果您是体育爱好者，也许知道盖瑞·郝(*Gary Hall*)。是他，在1996年亚特兰大奥运会上与队友携手摘取了4×100米自由泳接力和混合泳接力的2枚金牌，并获得了50米和100米自由泳2枚银牌；又是他，在2000年雅典奥运会上获得50米自由泳金牌。他，也是一个1型糖尿病患者。

　　1型糖尿病，原名是胰岛素依赖型糖尿病，必须用胰岛素治疗才能获得满意疗效，否则将危及生命。

　　患1型糖尿病的孩子只要坚持正确的治疗原则，其生活几乎完全可以与正常人无异。但如何让"小糖友"都能掌握糖尿病知识，还真是个难题。

今天，有这么一群医生和工程师，还有美工、编辑等，他们花两年多时间，"不务正业"，做了这么一套绘本。

在这一套绘本里，他们将糖尿病比喻为"怪兽"，还是一个会"川剧变脸"的怪兽，有时是麒麟，有时是魔兽……

他们又将相关的知识用简单的故事形式串起来，分为五册，让家长和小朋友们喜闻乐"读"，共同掌握。

这样的科普创意，我还是第一次见到。但我相信，这个绘本中萌趣可爱的"怪兽"，也许会使小朋友们愿意与它和谐共处。

相信吧：未来的特蕾莎，未来的盖瑞也许会在这一群小朋友中间。

愿更多的欢声和笑语在每一个家庭中回荡！

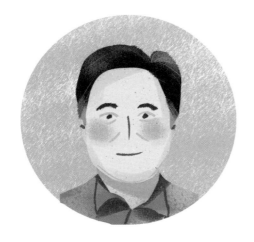

中国医学科学院学部委员

华大基因理事长

中国科学院院士

杨焕明

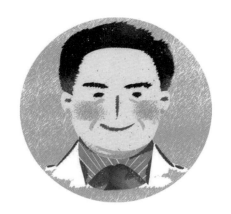

翁建平

翁建平教授，国家杰出青年基金获得者，长江学者特聘教授，2007年获聘一级主任医师和二级教授。

现任中国科学技术大学生命科学与医学部副部长、中国科学院临床研究医院执行院长、蚌埠医学院院长、中国科学技术大学临床医学院执行院长、中国科学技术大学附属第一医院副院长。1988～2018年学习、工作于中山大学附属第一医院和附属第三医院，是中山大学首届中山名医和首届卓越教授。目前兼任《中华糖尿病杂志》总编辑，中华医学会糖尿病学分会名誉主任委员，中国医师学会内分泌代谢科医师分会副会长，中国生物物理学会表型组分会副会长。

我国临床医生第一个担任(2012年)国际多中心临床Ⅲ期注册研究全球主要研究者(Global Principal Investigator)，中国1型糖尿病登记注册研究项目发起人，中国科学与技术协会糖尿病学首席科学传播专家，深圳糖糖圈科学顾问与医学顾问，广东省精准医学应用学会会长。

前 言

每一次我出诊，都会有1型糖尿病患者家属陪着病人前来就诊。他们的心情急迫又忐忑，有的非常焦虑，甚至几近绝望。年轻的父母带着孩子，没等我问，也没等小朋友自己说，父母第一句话几乎都是："教授，孩子这么小就得了1型糖尿病，以后怎么办啊？"

1型糖尿病好发于儿童、青少年，当父母得知小孩患有1型糖尿病时无一例外都会有担忧或恐惧。目前，医学上还不能治愈1型糖尿病。得了1型糖尿病意味着几乎终身需要接受胰岛素治疗，这给许多家长造成巨大的心理压力。我们花了五年时间对中国1型糖尿病的发病率进行研究，发现我国每年有超过13000名新发1型糖尿病患者。这个数字背后就是1万多个家庭、十万百万亲属的担忧。

美国特鲁多医生有一句名言广为流传："*To cure sometimes, to relieve often, to comfort always.*"这句话的中文意思是："有时治愈，常常帮助，总是安慰。"面对着1型糖尿病这种暂时还无法治愈的疾病，我和我的同事们在诊治1型糖尿病、研究各种治疗方法的同时，心里一直在想如何能为这些患者和家属提供安慰和帮助。

儿童、青少年时期起病的1型小患者们，在心智尚未成熟之际就开始与疾病相伴相行，最需要我们的关心和爱护。此时，如果能有一个儿童容易理解和接受，甚至喜欢的载体或工具来传递，治疗效果会倍增。在策划多年后，今天，我终于高兴地看到这一连接医护关爱与儿童的载体——《1型糖尿病原创科普绘本》的出版。绘本中将"糖尿病"比拟为"怪兽"，在此基础上，将独具东方色彩的"变脸"元素融入其中，以中国传统文化中的不同脸谱代表糖友血糖的不同状况，旨在凸显人物形象、增加故事情节的生动性与地域烙印。绘本的第1册配以拼音，希望能够帮助各位1型糖友，特别是儿童小糖友们在阅读过程中逐渐认识、接纳这只"怪兽"；第2至第5册重点在于传递1型糖尿病的基本知识，希望帮助新诊断为1型糖尿病的朋友驯服"怪兽"，慢慢发展成为"朋友"，与其相伴相行。

我要衷心感谢我们的支持方：科技部"国家重点研发计划(2017YFC1309600)"和"中华医学会糖尿病学分会1型糖尿病教育管理项目"对本系列绘本的支持。我们的编写组成员有：严晋华医学博士（主任医师）、曾锡锋工程师、许雯医学博士（主任医师）、姚斌（主任医师）、杨黛稚医学博士（副主任医师）、骆斯慧医学博士（副主任医师）、郑雪瑛医学博士（副主任医师）、吴泽开医学博士（医师）、陈莞仪营养师、王媛媛营养师、陈惜庄患教师、温秋琴药师、曹晓辉（小糖宝妈妈）、卢小坤设计师和刘雪凤设计师，他们才思敏捷，工作极具创意，工作中总是充满着阳光。我还要特别感谢绘本编写过程中参与试读的第一批小读者们，他们对于画面和色彩的喜好，充满童趣的奇思妙想和天真纯朴的洞察力也深深影响了我本人和这套绘本。

恐惧经常来源于我们认为未知、无法克服且无法掌控的事物。而掌握知识和技能是战胜恐惧的最好武器。希望小糖友们通过本系列绘本，能对1型糖尿病这只"怪兽朋友"有初步的认识，消除对疾病的恐惧；在今后的成长过程中，能够不受疾病的束缚，勇敢地探索这个广阔美好的世界。

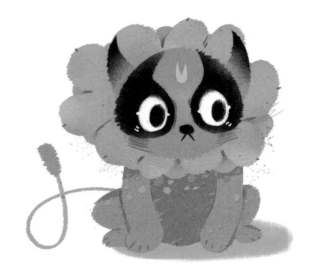

杨建平

写于2019年8月9日 广州，
修改于2020年11月14日
联合国糖尿病日 合肥

目 录

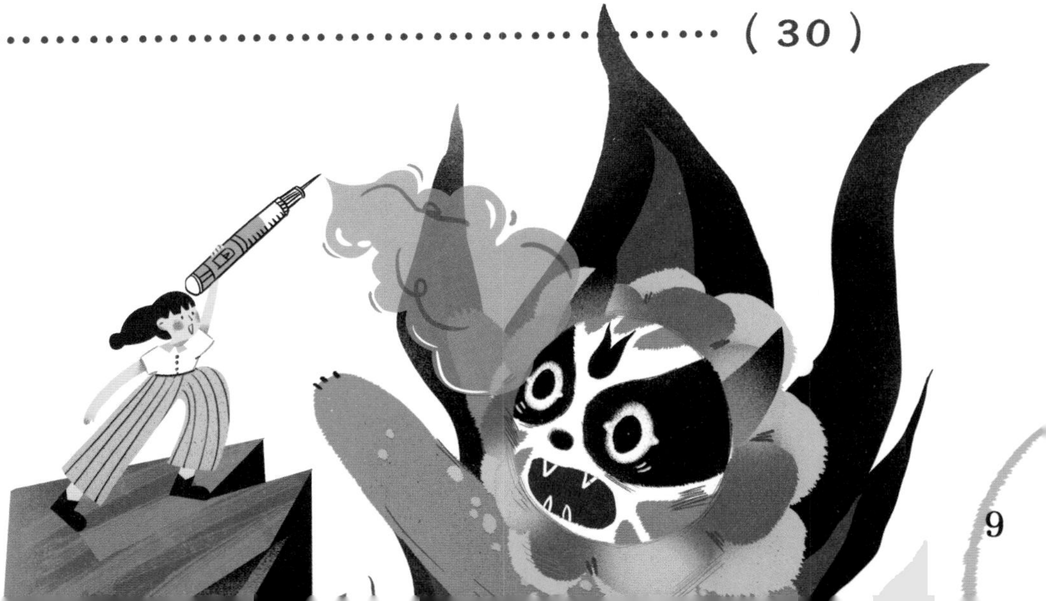

你可不可以走开

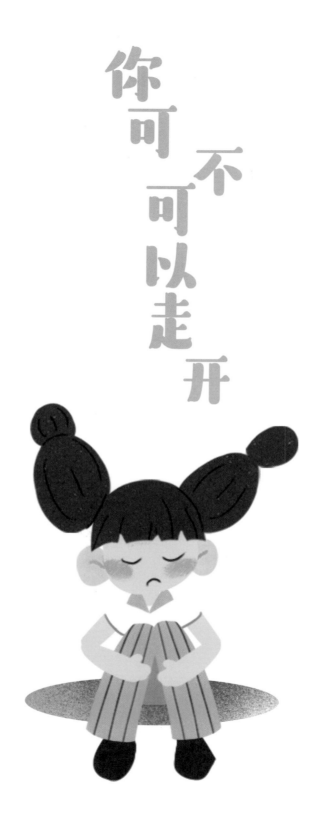

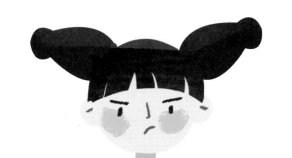

糖尿病的危害

急性

低血糖

高血糖

糖尿病酮症酸中毒

好发于1型糖尿病

高血糖高渗状态

好发于2型糖尿病

慢性并发症

成因：长期高血糖、长期血糖控制不好。

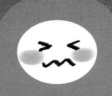

低血糖怪兽来了！

低血糖标准：

轻度低血糖	3.3~3.9 mmol/L
中度低血糖	2.8~3.3 mmol/L
重度低血糖	≤2.8 mmol/L

发生低血糖的五大原因：

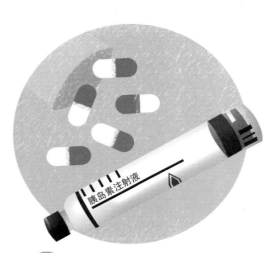

1 服药或胰岛素剂量使用不正确。

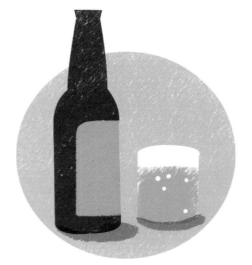

2 (空腹)喝酒。

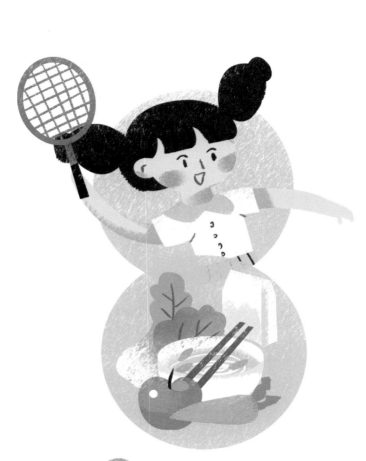

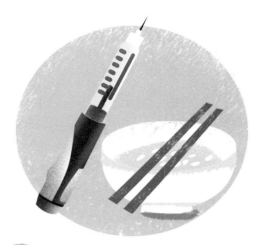

4 注射胰岛素之后，隔太久
(超过15分钟)没进食。

3 ● 过度运动。

● 运动量增加，却没及
时补充足量的食物。

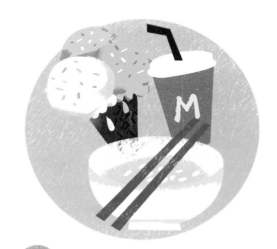

5 ● 食量比平时少。
● 误餐。

13

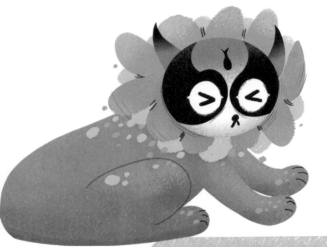

低血糖
常见症状

血糖低于3.9 mmol/L或出现以下症状时，要注意哦！

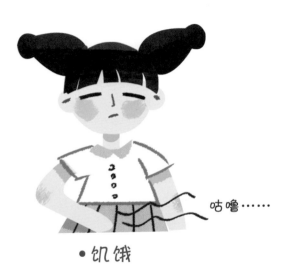

咕噜……

• 饥饿

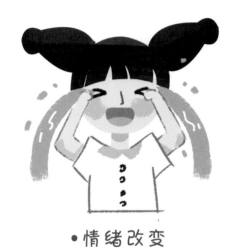

• 情绪改变

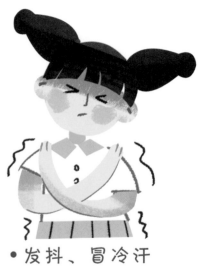

• 发抖、冒冷汗

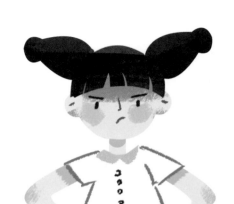

• 焦躁、坐立不安

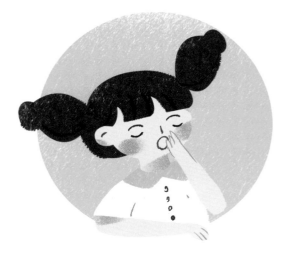

● 嗜睡

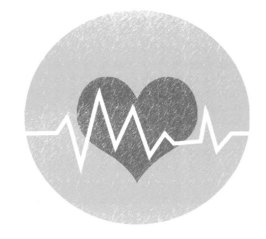

● 心跳加快

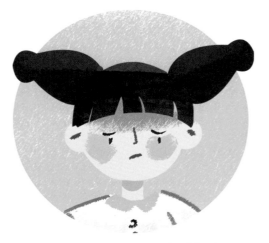

● 虚弱、面色苍白

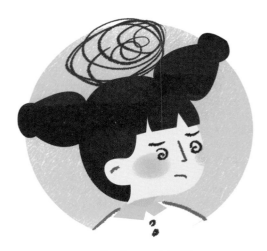

● 乏力、头晕

若出现以上症状，需及时处理，以免发生昏倒或抽搐。严重者会丧失生命。
部分病人会有无症状性低血糖，即低血糖时没有任何症状。

发生低血糖怎么处理?

请立即进行以下操作:

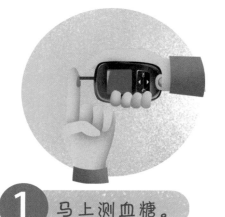

1 马上测血糖。

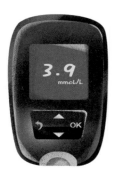

2 确认低血糖。

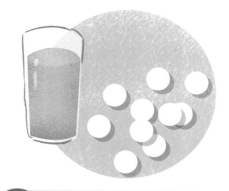

3 立即补充快作用的碳水化合物。

吃/喝含10~15克[①]快作用的糖类(葡萄糖片/葡萄糖水、果汁等含糖食品、饮料)。

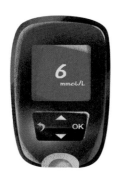

4 15分钟后复测血糖是否回升。

若血糖仍然低于3.9 mmol/L且未上升,则再补充一次碳水化合物。

---

① 10~15克:指的是食物的碳水化合物含量。

16

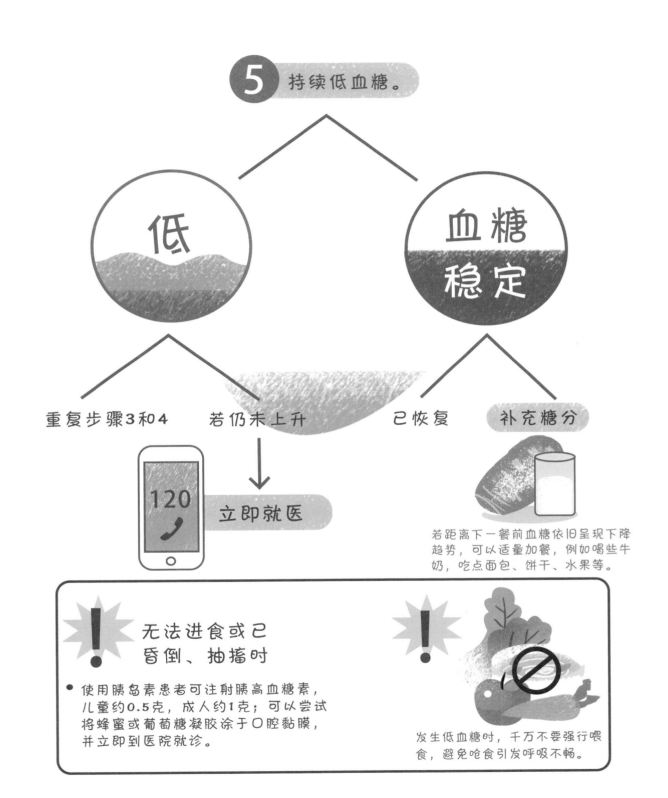

5 持续低血糖。

低

血糖 稳定

重复步骤3和4　　若仍未上升　　　已恢复　　补充糖分

120

立即就医

若距离下一餐前血糖依旧呈现下降趋势，可以适量加餐，例如喝些牛奶，吃点面包、饼干、水果等。

无法进食或已昏倒、抽搐时

- 使用胰岛素患者可注射胰高血糖素，儿童约0.5克，成人约1克；可以尝试将蜂蜜或葡萄糖凝胶涂于口腔黏膜，并立即到医院就诊。

发生低血糖时，千万不要强行喂食，避免呛食引发呼吸不畅。

如何预防低血糖？
——动态血糖监测系统(CGMS)

什么是CGMS?

1 CGMS是通过葡萄糖感应器*监测皮下组织间液*的葡萄糖浓度而间接反映血糖水平的一种监测技术。

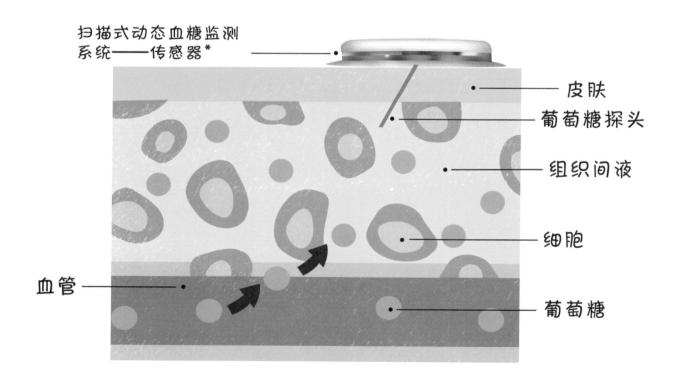

扫描式动态血糖监测系统——传感器*

皮肤

葡萄糖探头

组织间液

细胞

血管

葡萄糖

---

* 相关名词解析见注释页。

24小时实时监测动态血糖变化情况。

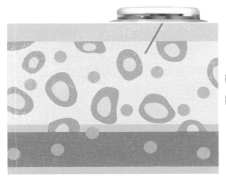 **=**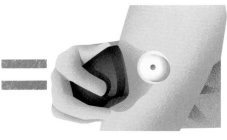

探头捕捉到电流值并将电流值储存在探头内置芯片中。

扫描式动态血糖监测系统——扫描检测仪*

内置芯片的电流值上传到接收设备(扫描仪/读取软件等)。

回顾型CGM算法系统将电流值转化成葡萄糖值并生成报告。

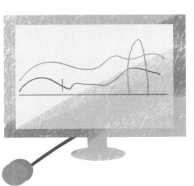 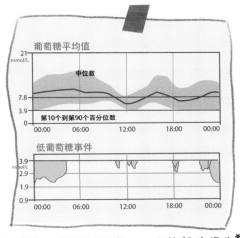

扫描式动态血糖监测系统——血糖解读报告*

你会得到什么?

- 每5分钟测量一次血糖，相当于每天记录288个血糖值。
- 能发现未检测指尖血糖期间（特别是夜晚睡觉时）的高低血糖。
- 可以预测未来血糖走势。
- 发生高低血糖时会报警。
- 可作为调整剂量和饮食的依据。

为什么会有高血糖?

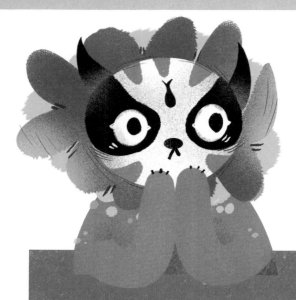

隐形怪兽高血糖!

发生高血糖的五大原因:

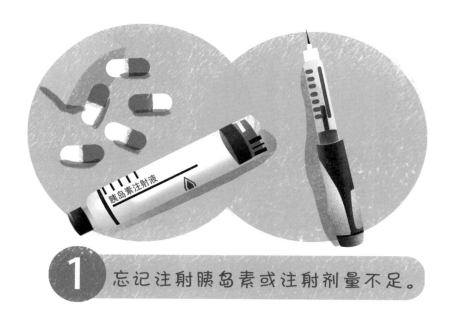

1 忘记注射胰岛素或注射剂量不足。

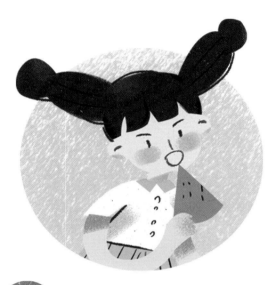

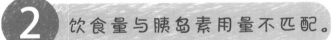

2 饮食量与胰岛素用量不匹配。

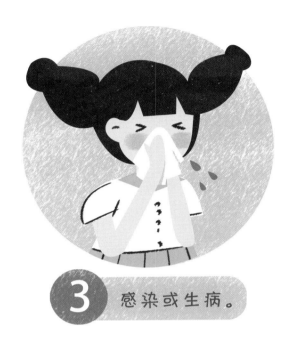

3 感染或生病。

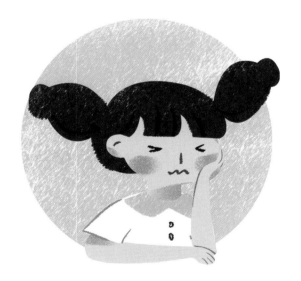

4 压力大，情绪不稳定。

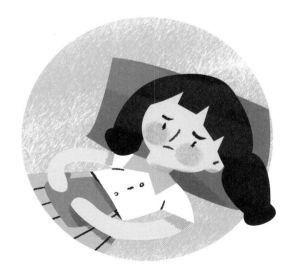

5 处于生理周期(女生)。

 血糖高于16.7 mmol/L或出现以下症状时，请注意！

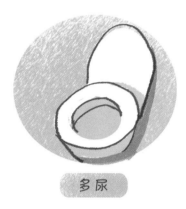

多尿

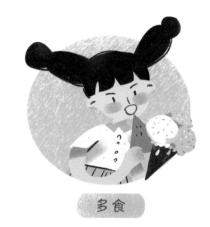

多食

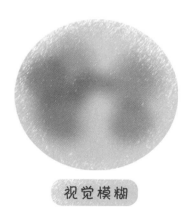

视觉模糊

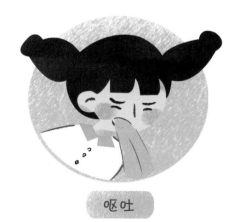

呕吐

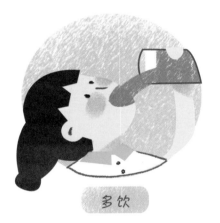

多饮

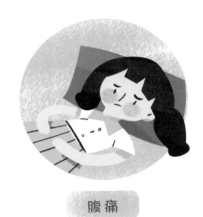

腹痛

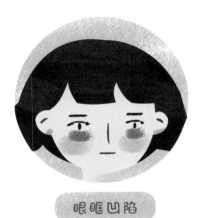

眼眶凹陷

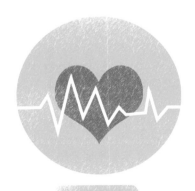

心跳加速

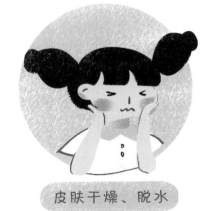

皮肤干燥、脱水

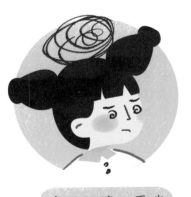

意识不清、昏迷

23

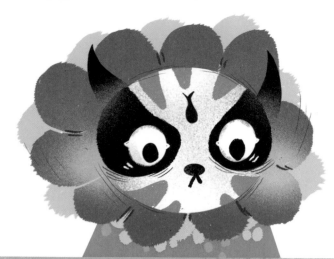

高血糖急性症状——酮症酸中毒

（较常发生于1型糖尿病患者）

血糖超过16.7 $mmol/L$时，可以在家立即检测尿液中是否出现酮体，并确认是否有酮症酸中毒的三大症状。

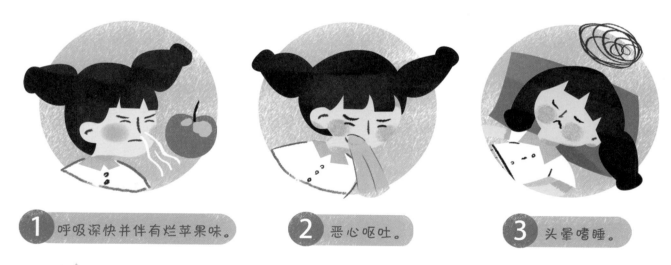

1 呼吸深快并伴有烂苹果味。

2 恶心呕吐。

3 头晕嗜睡。

 若出现以上症状请及时处理，严重者会丧失生命。

发生酮症酸中毒该怎么办？

请立即采取以下措施！

胰岛素泵*（CSⅡ）

1 及时纠正血糖。

2 多喝水。

3 立即就医。

120

不同等级的高血糖怪兽要怎么对付？

正常范围	轻度高血糖

3.9   10   13.9

血糖单位：*mmol/L*

黄色警报区

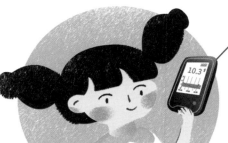

扫描式动态血糖监测系统——扫描检测仪

无需惊慌，
注意血糖发展趋势，
切忌矫枉过正，
适当活动。

中度高血糖	重度高血糖

22.2

HI

橙色警报区

红色警报区

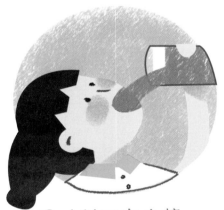

及时纠正高血糖，
多饮水、多排尿，
预防酮体产生，
停止运动，保持休息。

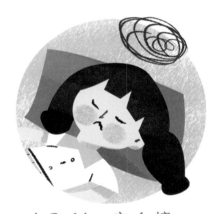

立即纠正高血糖，
测尿酮，
警觉有无酮症反应，
如未缓解，及时就医。

长期高血糖有什么危害？

长期血糖控制不佳
会引起并发症的发生和发展。

- **大血管病变**[*]

  糖尿病患者最主要的死因。

- **小血管病变**[*]

  失明及尿毒症的主要病因。

- **神经病变**[*]

  糖尿病常见的并发症。

- **足部病变**[*]

  截肢最大的病因。

皮肤

温度感知减弱、感染。

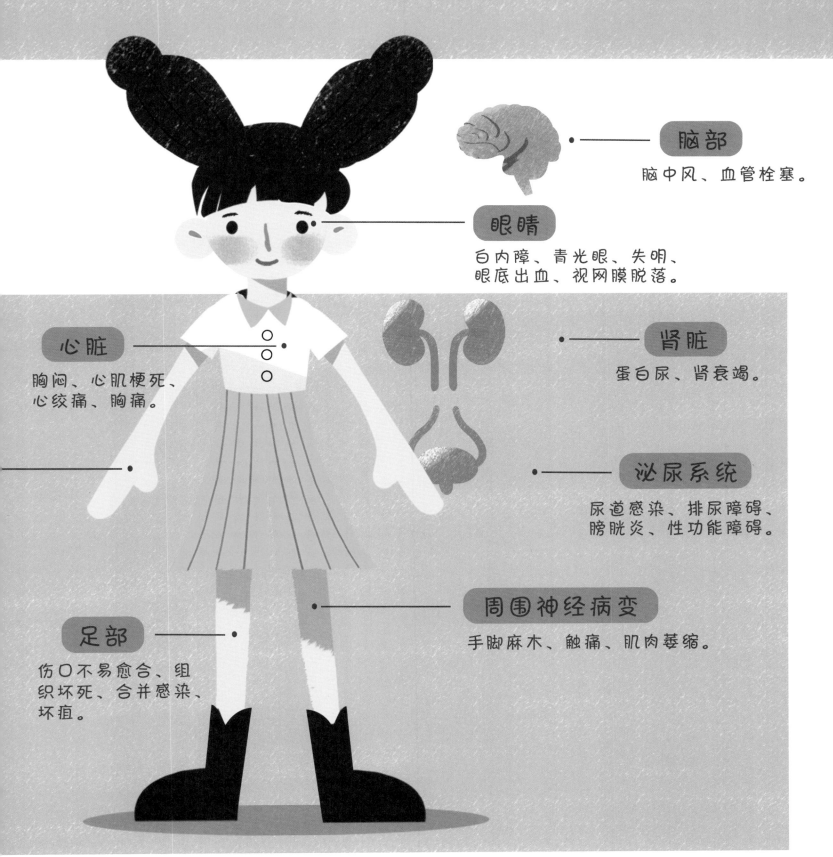

脑部
脑中风、血管栓塞。

眼睛
白内障、青光眼、失明、
眼底出血、视网膜脱落。

心脏
胸闷、心肌梗死、
心绞痛、胸痛。

肾脏
蛋白尿、肾衰竭。

泌尿系统
尿道感染、排尿障碍、
膀胱炎、性功能障碍。

周围神经病变
手脚麻木、触痛、肌肉萎缩。

足部
伤口不易愈合、组
织坏死、合并感染、
坏疽。

注　释

葡萄糖感应器　葡萄糖感应器包括传感器和探头，是动态血糖监测系统的组成部分之一，可以持续、动态地感应组织间液的葡萄糖水平，并将信息传递到动态血糖监测系统的接收设备。每5分钟或15分钟自动记录一次血糖数据，利用数据，绘制出精确的全天血糖变化曲线。

组织间液　存在于组织间隙中的体液，其葡萄糖水平可间接反映血液中的真实葡萄糖(血糖)水平。

扫描式动态血糖监测系统——传感器　扫描式葡萄糖监测系统包括两部分：扫描检测仪和传感器。传感器通过植入皮下与组织间液密切接触，全天自动捕捉葡萄糖数值，用于糖尿病患者监测血糖水平。

扫描式动态血糖监测系统——扫描检测仪　扫描式葡萄糖监测系统包括两部分：扫描检测仪和传感器。扫描检测仪可以通过传感器获取葡萄糖水平的数值和变化趋势。

扫描式动态血糖监测系统——血糖解读报告　扫描式葡萄糖监测系统可以为佩戴者提供葡萄糖水平的数据解读报告，有助于管理血糖。

胰岛素泵　胰岛素泵是一种程序控制电子设备，可以挂在腰间，通过一根细细的小软管将胰岛素输注到皮下。它模拟胰岛素的生理性分泌模式，即平时小量分泌基础胰岛素，进餐时大量分泌餐时胰岛素。目前较智能的胰岛素泵包括美敦力722泵及其即将上市的670G闭环胰岛素泵系统，通过人工智能技术帮助患者更好地控制血糖。

大血管病变　糖尿病性大血管病变是指主动脉、冠状动脉、脑基底动脉、肾动脉及周围动脉等动脉粥样硬化。糖尿病合并冠心病、心肌梗死，急性脑血管病是糖尿病患者主要的死亡原因。

小血管病变　糖尿病病人小血管病变的主要部位是视网膜、肾脏、皮肤等处的微血管，其主要病理变化是毛细血管基底膜增厚。可引起糖尿病患者视网膜病变、糖尿病肾病等，严重时可导致失明及尿毒症。

神经病变　神经病变可累及中枢神经及周围神经，后者尤为常见。其中远端(手、脚)感觉神经病变是最常见的病变。患者可有肢体疼痛、麻木、感觉异常等症状，踝反射异常，对疼痛、震动、压力和温度敏感度下降。

足部病变　主要指糖尿病足，表现包括从轻度的神经症状(麻木，对温度、压力敏感度下降)到严重的溃疡、感染、血管疾病，严重者需要截肢。

编委名单

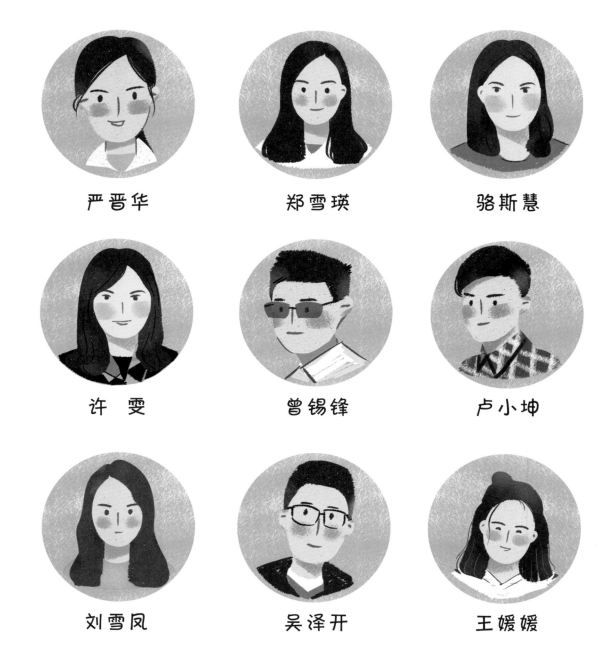

严晋华　　　　　郑雪瑛　　　　　骆斯慧

许　雯　　　　　曾锡锋　　　　　卢小坤

刘雪凤　　　　　吴泽开　　　　　王媛媛

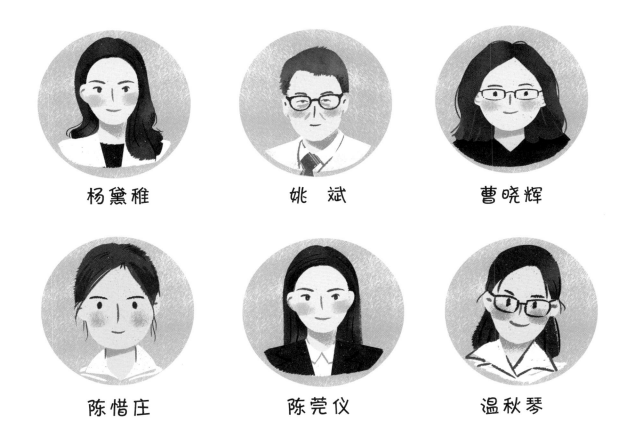

杨黛稚　　　　　姚　斌　　　　　曹晓辉

陈惜庄　　　　　陈莞仪　　　　　温秋琴

特别感谢科技部"国家重点研发计划(2017YFC1309600)"以及"中华医学会糖尿病学分会1型糖尿病教育管理项目"对本系列绘本的支持。

如何有效寻求帮助？

下载"糖糖圈APP"，加入1型糖尿病糖友学校，免费建档跟踪！

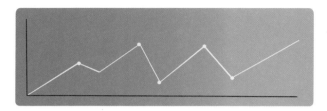

☺ 个性化血糖分析，让控糖更有效率。

☺ 饮食控糖工具大全，让控糖事半功倍。

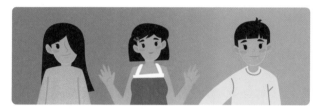

☺ 1型同伴互助，糖友是一家，共享经验，共同进步。

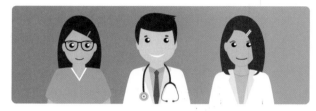

☺ 跟专业患教团队系统学习控糖课程，有序全面吸收。

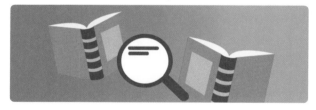

☺ 1型知识宝典，从"小白"修炼成"大神"。

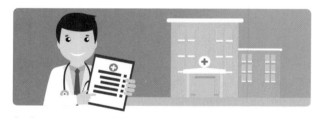

☺ 建档跟踪，与随访医院零距离沟通。

加入糖糖圈，和同伴、医生在一起，控糖更容易！

下载APP

关注公众号

服务热线：0755-27299992

求助热线：4008-365596